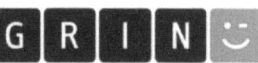

Tobias Munko, B.Sc. Health Communication

„Mindfulness-Based Stress Reduction" nach § 20 des Gesetzesentwurfs zur Förderung der Prävention

GRIN Verlag

Bibliografische Information der Deutschen Nationalbibliothek:

Die Deutsche Bibliothek verzeichnet diese Publikation in der Deutschen National-
bibliografie; detaillierte bibliografische Daten sind im Internet über http://dnb.d-
nb.de/ abrufbar.

Impressum:

Copyright © 2013 GRIN Verlag GmbH
Druck und Bindung: Books on Demand GmbH, Norderstedt Germany
ISBN: 978-3-656-96536-7

Dieses Buch bei GRIN:

http://www.grin.com/de/e-book/300119/mindfulness-based-stress-reduction-nach-
20-des-gesetzesentwurfs-zur

GRIN - Your knowledge has value

Der GRIN Verlag publiziert seit 1998 wissenschaftliche Arbeiten von Studenten, Hochschullehrern und anderen Akademikern als eBook und gedrucktes Buch. Die Verlagswebsite www.grin.com ist die ideale Plattform zur Veröffentlichung von Hausarbeiten, Abschlussarbeiten, wissenschaftlichen Aufsätzen, Dissertationen und Fachbüchern.

Besuchen Sie uns im Internet:

http://www.grin.com/

http://www.facebook.com/grincom

http://www.twitter.com/grin_com

Universität Bielefeld
Fakultät für Gesundheitswissenschaften

Kann „mindfulness-based stress reduction" als Primärprävention im Sinne des § 20 des Gesetzesentwurfs zur Förderung der Prävention eingesetzt werden?

Projektentwurf
für die Zulassung zu dem Studiengang
Master of Science in Public Health
an der Fakultät für Gesundheitswissenschaften
der Universität Bielefeld

Tobias Munko

Inhaltsverzeichnis

1. Einleitung

Dieser Projektentwurf dient dem Studierfähigkeitstest für die Bewerbung für den Studiengang Master of Public Health (MPH) an der Fakultät Gesundheitswissenschaften der Universität Bielefeld. Dabei umreist der Entwurf ein wissenschaftliches Projekt zur Weitererforschung und -entwicklung der Primärpräventionsstrategie und versucht evidenzbasierte primäre Präventionsmaßnahmen auf den Weg zu bringen.

Laut Robert-Koch-Institut (2006), Böhm et al. (2009) und dem Bundesrat (2013), nehmen der demografische Wandel, chronisch degenerative Erkrankungen, die Anforderungen im Arbeitsleben und psychische Erkrankungen seit einigen Jahren stetig zu. Damit verbunden ist ein Einnahmenproblem bei gleichzeitig zu erwartenden steigenden Kosten der Sozialversicherungen (Bundesministerium für Gesundheit, 2013).

Um den hier aufgeführten Anforderungen und Prozessen entgegen zu wirken, wurde im März 2013 der Gesetzesentwurf zur Förderung der Prävention in das Kabinett gegeben (Bundesministerium für Gesundheit, 2013). In § 1 sind klare Forderungen nach mehr Förderung im Bereich der Eigenverantwortung und der eigenen Kompetenzen zu finden. § 20 soll dem Entwurf nach in Zukunft die primäre Prävention regeln und konkretisieren, dabei soll der allgemeine Gesundheitszustand verbessert und die soziale Ungleichheit von Gesundheit verringert werden (Bundesrat, 2013).

Vor allem die in § 20 erklärten Ziele des Gesetzesentwurfs finden sich in Studien zur Sekundär- und Tertiärprävention mittels des Programms „mindfulness-based stress reduction" wieder, welches 1979 von Kabat-Zinn entwickelt wurde.

Die Evidenz des Programms mindfulness-based stress reduction, laut MBSR-Verband (2009) am ehesten mit „Stressbewältigung durch Achtsamkeit" übersetzbar, in Bezug auf ein breites Krankheitsspektrum, legt den Schluss nahe, dass das Programm einen möglichen primärpräventiven Effekt aufweisen könnte. Die Erforschung genau dieses möglichen primärpräventiven Effektes ist Ziel dieses Projektentwurfs.

Dazu wird im folgenden Kapitel der Problemhintergrund und die Public Health Relevanz dargestellt. Im dritten Kapitel wird der aktuelle Stand der Forschung zu der Methode der mindfulness-based stress reduction dargelegt und anschließend daraus im vierten Kapitel die theoretische Annahme und die These hinter dem Projekt erläutert. Das 5. Kapitel befasst sich mit der Entwicklung der Fragestellung und der Zielsetzung des Projektes. Das letzte Kapitel beschreibt den möglichen Projektaufbau und –ablauf und umreißt die zu erwartenden Ergebnisse.

2. Problemhintergrund & Public Health Relevanz

Der demografische Wandel, die erhöhten Anforderungen des Arbeitslebens und die damit verbundenen Entwicklungen hin zu mehr chronisch-degenerativen sowie psychischen Erkrankungen nehmen stetig zu (Bundesrat, 2013; Böhm et al., 2009; Robert-Koch-Institut, 2006).

„Das Durchschnittsalter der Bevölkerung der Bundesrepublik ist seit der Wiedervereinigung um 4,1 Jahre auf 43,6 Jahre angestiegen. Gegenwärtig ist ein Fünftel der Bevölkerung 65 Jahre alt oder älter, während es 1991 noch knapp ein Sechstel (15 %) war" (Robert-Koch-Institut, 2012a, S. 1). Weiterhin ergibt sich aus der Bevölkerungsvorausberechnung des Statistischen Bundesamtes, dass die Bevölkerung von 65 Jahren und älter von 21 % in 2009 auf 23 % im Jahre 2020 steigen wird, im Jahr 2030 soll der Anteil bei 29 % der gesamten Bevölkerung liegen (Statistisches Bundesamt 2009).

Das Zunehmen chronisch degenerativer Erkrankungen ist zum einen auf die Tatsache der demografischen Alterung bezüglich der Häufigkeit des Auftretens zurückzuführen und zum anderen, auf das individuelle älter werden, eines jeden Einzelnen, was das Krankheitsspektrum hin zu chronisch degenerativen Erkrankungen verschiebt (Nowossadeck, 2012). Damit steigt laut Robert-Koch-Institut (2012a) mit zunehmendem Alter auch das Risiko an chronisch degenerativen Erkrankungen sowie Multimorbidität.

Weiterhin ist ein zunehmendes Anforderungsprofil an das Arbeitsleben zu beobachten. Dörre (2012) äußert sich dazu folgendermaßen: „Unter den Bedingungen finanzmarktgetriebener Akkumulation gelten Löhne, Arbeitszeiten und Arbeitsbedingungen als Restgröße, die flexibel an Markterfordernisse angepasst werden muss" (S. 12). Eine Folge dessen sind prekäre Arbeitssituationen, die sich laut Brinkmann et al. (2006) in nicht standardisierten Beschäftigungen wie Leiharbeit, Zeitarbeit, Befristungen, Ein-Euro-Jobs, Niedriglohnbereich etc. zeigen. „Die meisten atypischen Beschäftigungsformen beinhalten ein prekäres Potenzial, da sie nicht Existenz sichernd und nicht mit dem vollen Genuss sozialer Rechte und Mitbestimmungsmöglichkeiten verbunden sind. Das gilt auch für sozialversicherungspflichtige Teilzeitarbeit" (Brinkmann et al., 2006, S. 41). Keller et al. (2012) berichten zudem, dass atypische Beschäftigungen seit Anfang der 1990er Jahre von ungefähr 20 % auf 38 % im Jahre 2010 gestiegen seien.

Aus den erhöhten Anforderungen des Arbeitslebens resultiert nicht nur ein Einnahmenproblem für die Sozialversicherungen. Prekäre Arbeitsverhältnisse leisten darüber hinaus einen großen Beitrag an steigenden psychischen Erkrankungsraten. Die Krankheitslast von psychischen Erkrankungen lässt sich mittels des Indikators der Disability Adjusted Life Years (DALYs) messen, welcher die Anzahl der Jahre beschreibt, in denen ein Individuum durch eine Krankheit stark behindert wird oder frühzeitig verstirbt (Robert-Koch-Institut, 2006). 2006 lagen psychische Erkrankungen bei Männern auf Platz sieben und bei Frauen auf Platz vier unter den Erkrankungen, die die meisten DALYs auf der Welt verursachen. Betrachtet man die 15 – 44 Jährigen liegen psychische Erkrankungen bei Männern sogar auf Platz drei und bei Frauen auf Platz zwei. Weiter berichtet das Robert-Koch-Institut (2006) aufgrund von Schätzungen der Weltgesundheitsorganisation, dass 2020 vor den psychischen Erkrankungen nur noch durch ischämische Herzkrankheiten mehr Lebensjahre abhandenkommen.

In Bezug auf die Arbeitssituation berichtet das Robert-Koch-Institut (2012b), dass vor allem bei Männern unter 65 Jahren eine prekäre Arbeitssituation einen wesentlichen Einflussfaktor auf die psychische Gesundheit darstellt. Laut dem Bundesministerium für Arbeit und Soziales (2011) variiert die Verbreitung psychischer Erkrankungen stark nach Berufs- und Wirtschaftsgruppen, zusätzlich wird das erhöhte Risiko, zu erkranken, bei Arbeitslosen erwähnt. Außerdem seien psychische Erkrankungen die am meisten auftretende Krankheitsart bei Arbeitslosen.

Das aus dem demografischen Wandel, den vermehrt auftretenden chronisch degenerativen Erkrankungen, den erhöhten Anforderungen des Arbeitslebens und den zunehmenden psychischen Erkrankungen resultierende Einnahmenproblem bei gleichzeitig zu erwartenden steigenden Kosten der Sozialversicherungen hat sozialpolitische Fragen zur Folge. Um einen Teil der Kosten abfangen zu können, wurden von der Koalition im Dezember 2012 Eckpunkte für eine Präventionsstrategie vereinbart und vom Bundesministerium für Gesundheit ausgearbeitet (Bundesministerium für Gesundheit, 2013). „Am 20.3.2013 wurde das Gesetz zur Förderung der Prävention ins Kabinett eingebracht" (Bundesministerium für Gesundheit, 2013).

Dieser Gesetzesentwurf erweitert unter anderem den § 1 SGB V um die Förderung der gesundheitlichen Eigenkompetenz und Eigenverantwortung durch die Kostenträger und reformuliert maßgeblich den § 20 SGB V, der laut Gesetzesentwurf zukünftig die primäre Prävention konkretisiert regeln soll. Folgende gesundheitliche Ziele im Bereich der Prävention und Förderung sollen dabei umgesetzt werden:

> „1. Diabetes mellitus Typ 2: Erkrankungsrisiko senken, Erkrankte früh erkennen und behandeln,
>
> 2. Brustkrebs: Mortalität vermindern, Lebensqualität erhöhen,
>
> 3. Tabakkonsum reduzieren,
>
> 4. gesund aufwachsen: Lebenskompetenz, Bewegung, Ernährung fördern,
>
> 5. gesundheitliche Kompetenz erhöhen, Souveränität der Patientinnen und Patienten stärken,
>
> 6. depressive Erkrankungen: verhindern, früh erkennen, nachhaltig behandeln,
>
> 7. gesund älter werden" (Bundesrat, 2013, S. 1).

Die oben dargestellten Prozesse des demografischen Wandels, der steigenden Anforderungen an das Arbeitsleben und die steigenden Erkrankungsraten psychischer- und chronisch degenerativer Erkrankungen haben somit einen direkten Einfluss auf das Gesundheitswesen und die Sozialversicherungsstruktur. Der Wandel in diesen Prozessen macht eine Umstrukturierung des Gesundheitswesens und der Sozialversicherungsstruktur nötig, was nicht zuletzt die Tatsache zeigt, dass auf Gesetzesebene Entscheidungs- und Lösungsfindungsprozesse im vollen Gange sind, was auf die Public Health Relevanz hindeutet.

3. Stand der Forschung

Gibt man die Begriffe „Achtsamkeit und Meditation" bei google ein, so erzielt man in etwa 472.000 Treffer. Die Begriffe einzeln eingegeben, erzielen weit höhere Trefferquoten. Dasselbe ist bei medizinischen Suchportalen wie z. B. MEDPILOT zu beobachten, hier ergeben sich Trefferquoten von über 30.000 für den Begriff der Achtsamkeit und über 65.000 für den Begriff der Meditation. Im weiteren Rechercheverlauf zeigte sich, dass die Methode der mindfulness-based stress reduction ein weit erforschtes Krankheitsspektrum abdeckt, und seit mehr als 25 Jahren evidenzbasiert in vielen Bereichen der Medizin eingesetzt wird. Die Methode der mindfulness-based stress reduction wurde bereits im Jahre 1979 von Kabat-Zinn entwickelt (Center for Mindfulness in Medicine, Health Care, and Societ, o. J. a).

3.1. Was ist mindfulness-based stress reduction (MBSR)?

Mindfulness-based stress reduction ist ein auf acht Wochen ausgelegtes Programm, welches sich grundlegend mit dem Thema der Achtsamkeit und der Erfahrung des gegenwärtigen Augenblicks widmet (MBSR-Verband, 2009). Eine deutsche Übersetzung des Begriffs gestaltet sich schwierig, kann jedoch laut dem MBSR-Verband (2009) am ehesten mit „Stressbewältigung durch Achtsamkeit" definiert werden. Dieses Programm beinhaltet eine wöchentliche Sitzung von zweieinhalb Stunden in der Gruppe, ein Wochenendtagesseminar zwischen der sechsten und siebten Sitzung und das tägliche selbstständige Üben und Praktizieren des im Programm Erlernten für 45-60 Minuten (Center for Mindfulness in Medicine, Health Care, and Societ, o. J. b).

Dabei wird zunächst eine einführende Instruktion in achtsamkeitsbasierte Meditation gegeben, welche individuell angepasst und mit täglichen Übungsanweisungen kombiniert wird. Das täglich selbstständige Praktizieren von z. B. Sitzmeditation, Bewegungsübungen und achtsamkeitsbasiertem Yoga, wird dabei durch Hilfsmaterial wie CDs und Arbeitsbücher unterstützt. Weiterhin beinhaltet das Programm Gruppendialoge und achtsamkeitsbasierte Kommunikationsübungen, um den täglichen Umgang mit Achtsamkeit zu trainieren. Achtsame und sanfte Bewegungsübungen, sowie die achtsame Körperwahrnehmung runden das Programm auf physischer Ebene ab (Center for Mindfulness in Medicine, Health

Care, and Societ, o. J. b). Ein Vorteil des Programms besteht z. B. in der Barrierefreiheit, der MBSR-Verband (2009) äußert sich dazu folgendermaßen: „Eine achtsame Lebensweise ist jedem Menschen möglich, völlig unabhängig von Religion oder Kultur sowie geistigen, emotionalen oder körperlichen Voraussetzungen." Ein weiterer Vorteil besteht in der Evidenz des Programms, die sich über viele Krankheitsbilder hin erstreckt, aber vor allem die in § 20 des weiter oben beschriebenen Gesetzesentwurfs zur Förderung der Prävention festgelegten Ziele umfasst.

3.2. Evidenz der mindfulness-based stress reduction

Evidente Studien finden sich im Zusammenhang mit mindfulness-based stress reduction und einer Vielzahl von Krankheiten, darunter die Effekte von mindfulness-based stress reduction auf z. B. chronische Schmerzen, Angst- und Panikstörungen, Depressionen, Esssucht, Stress, Brustkrebs, Fibromyalgie, Psoriasis und viele weitere (Khan Niazi, 2011; de Vibe et al., 2012). Aus Gründen der Platzökonomie wird sich in diesem Projektentwurf hauptsächlich auf die Metaanalysen von Khan Niazi (2011) und de Vibe (2012) und nur vereinzelt auf direkte Studienergebnisse berufen.

Die Metaanalyse von Khan Niazi (2011) beruht auf einer systematischen Literaturrecherche in den Datenbanken COCHRANE, EMABSE und MEDLINE. Nach Ausschluss aller nicht infrage kommenden Studien verblieben 18 randomisierte kontrollierte Studien von ursprünglich 2607 Ergebnissen im Zusammenhang mit mindfulness-based stress reduction. „Studies have shown significant decrease in anxiety, stress and depression and enhanced the quality of life in patients with chronic diseases like cancer, hypertension, diabetes, HIV/AIDS, chronic pain and skin disorders, after MBSR therapy" (Khan Niazi, 2011, S. 22).

De Vibe et al. (2012) beschreiben signifikante Ergebnisse in 31 relevanten Studien mit insgesamt 1942 Probanden, aus zunächst 3000 potenziellen Referenzen, die über 16 gängige Suchmaschinen, wie MEDLINE, EMBASE, PsycINFO, AMED, etc. gefunden wurden. Die Metaanalyse ergab positiv nachgewiesene Effekte des Programms mindfulness-based stress reduction im Zusammenhang mit Angststörungen, Depression, Stress und Distress, Lebensqualität und physischer Gesundheit.

Beide Metaanalysen umfassen Studien, die sich mit den erklärten Zielen im § 20 des Gesetzesentwurfs befassen, so sind positive Effekte durch die Studien zu erkennen in Bezug auf die zu mindernde Mortalität und zu erhöhende Lebensqualität bei Brustkrebs, das Verhindern, frühe Erkennen und Behandeln von depressiven Erkrankungen, als auch bedingt die Förderung der Kompetenz von Patienten.

Darüber hinaus gibt es eine explorative Studie von Kristeller und Hallett (1999), die sich mit mindfulness-based stress reduction und Esssucht befasst. Dabei nahmen 18 adipöse Frauen an dem Programm teil, mit dem Effekt, dass die „Fressattacken" von durchschnittlich 4,02 pro Woche auf 1,57 pro Woche nachhaltig gesenkt werden konnten. Als Nebeneffekt wird das Senken von Depressionen und Ängsten in Bezug auf Fressattacken beschrieben. Die Studie ist mit 18 Frauen nicht repräsentativ, jedoch lässt sie vermuten, das mindfulness-based stress reduction einen Beitrag zu dem Senken des Erkrankungsrisikos für Diabetes mellitus Typ 2, sowie das frühe Erkennen leisten könnte.

Eine weitere Pilotstudie untersuchte 36 Frauen und 16 Männer im Alter von 20 bis 62 Jahren, die Auswirkung von mindfulness-based stress reduction auf den Tabakkonsum und die Rauchentwöhnung im Vergleich zu 65 Probanden, die sich einer klassischen Rauchentwöhnung unterzogen (Altner, 2002). Dabei lag die Abstinenz derjenigen, die die mindfulness-based stress reduction durchführten, an drei Messzeitpunkten (6 Wochen, 3 Monate und 6 Monate nach Rauchstopp) im Schnitt 17 % über denen, die eine normale Rauchentwöhnung durchgeführt hatten. Auch diese Studie ist nicht repräsentativ, lässt jedoch ebenso einen positiven Effekt vermuten, der dem § 20 des Gesetzesentwurfs mit dem erklärten Ziel der Reduktion von Tabakkonsum zu nutzen kommen könnte (Altner, 2002).

4. Theoretische Annahme & Thesenentwicklung

Die theoretische Annahme, die diesem Projektentwurf zugrunde liegt, ist, dass die zahlreichen interdisziplinären Forschungsergebnisse von Studien im Bereich der „Achtsamkeit" und „Meditation" mittels der Methode der mindfulness-based stress reduction einen wichtigen und evidenzbasierten Beitrag im Bereich der Sekundär- und Tertiärprävention leisten können (vgl. Kapitel 2 und 3). Weiterhin lässt sich aus den bestehenden Forschungsergebnissen (vgl. Kapitel 3.2.) die These entwickeln, dass „Achtsamkeit" und „Meditation" mittels des Programms mindfulness-based stress reduction ein hohes Potenzial für Maßnahmen der im Gesetzesentwurf geforderten Primärprävention enthalten.

5. Fragestellung & Zielsetzung des Projektes

Die Zielsetzung des Projektentwurfs besteht in der Überprüfung der These, dass die Methode der mindfulness-based stress reduction als Präventionsmaßnahme im Sinne des § 20 des Gesetzesentwurfs zur Förderung der Prävention für ein breites Spektrum der erklärten Ziele geeignet ist. Dabei wird versucht, die bereits langwierig erforschten interdisziplinären Ergebnisse herauszuarbeiten und deren Evidenz darzulegen, um von den bereits existierenden Ergebnissen zu profitieren und gegebenenfalls weiter zu erforschende Aspekte herauszustellen. Achtsamkeit als grundlegendes Prinzip in der Therapie z. B. mittels Meditationspraxis wird laut Heidenreich & Michalak (2003) schon seit mehr als 25 Jahren eingesetzt. Dass dieses Forschungsfeld sich seit dem weiterentwickelt hat, bestätigt der im vergangenen Jahr zuletzt durchgeführte Kongress „Meditation und Wissenschaft 2012", der sich unter anderem mit Themen wie den „konkreten Wirkungen, die Meditation in verschiedenen Lebenssphären entfaltet" (Keller, 2013) befasst. Dabei wird vor allem auf die Präventionsmöglichkeiten von Meditation in Bezug auf Krankheitsentwicklungen als auch auf den demografischen Wandel eingegangen.

Da sich das Forschungsfeld „Achtsamkeit und Meditation" mittlerweile enorm entwickelt hat und bei der Recherche sich das Feld als zu ungenau erwies (vgl. Kapitel 3), beschränkt sich dieser Projektentwurf auf die Methode der „mindfulness-based stress reduction". Wie in Kapitel 3 genauer dargelegt, zeigt sich, dass mindfulness-based stress reduction bereits in Bezug auf viele Krankheiten gut erforscht ist und bereits seit Jahren in der Sekundär- und Tertiärprävention angewandt wird.

In Bezug auf den aktuellen Gesetzesentwurf wird ein Zusammenhang zwischen der Methode der mindfulness-based stress reduction und deren Erforschung in Krankheitsfeldern wie Brustkrebs, Suchtkrankheiten wie Fettsucht oder Rauchen sowie depressiven und Angststörungen als auch bei Schmerzpatienten und beim Umgang von Stress von Gesunden, sichtbar. Die in Kapitel 2 aufgeführten Punkte des § 20 des Gesetzesentwurfs zur Förderung der Prävention können somit zumindest potenziell im Bereich der Sekundär- und Tertiärprävention unmittelbar mit der Methode der mindfulness-based stress reduction evidenzbasiert umgesetzt werden.

Daher ergeben sich folgende Fragestellungen des vorliegenden Projektewurfes:

- Kann der primäre Präventionsauftrag der Kostenträger mittels evidenzbasierter interdisziplinärer Forschungsergebnisse im Bereich „Achtsamkeit" und „Meditation" durch die Methode der mindfulness-based stress reduction erfüllt bzw. teilweise erfüllt werden?
- Kann die Forschung zu „Achtsamkeit" und „Meditation" durch die Methode der mindfulness-based stress reduction die gesundheitliche Eigenkompetenz und Eigenverantwortung fördern?
- Hat die Methode der mindfulness-based stress reduction primärpräventive positive Auswirkungen auf das „Nicht-Entstehen" von Krankheiten im Sinne des § 20 des Gesetzesentwurfs zur Förderung der Prävention?
- Hat die Methode der mindfulness-based stress reduction primärpräventive positive Auswirkungen auf das „Nicht-Entstehen" von Krankheiten im allgemeinen Sinne?

6. Erwartete Ergebnisse & Ausgestaltung des Projektes

Erwartete Ergebnisse des Projektes sind: konkrete Handlungsvorschläge für Maßnahmen zur Förderung der Prävention und der Förderung der gesundheitlichen Eigenkompetenz und Eigenverantwortung für politische Entscheidungsträger sowie Empfehlungen für tiefer gehende Forschung im Bereich von Primärprävention und konkrete Handlungsvorschläge für die Praxis durch evidenzbasierte Erkenntnisse im Bereich der Primärprävention.

Um gesicherte Erkenntnisse im Bereich der Primärprävention zu erlangen, sei die dahinterliegende Problematik an dieser Stelle kurz erwähnt. Es ist schwierig, die Wirksamkeit von Primärprävention zu beweisen, da eben diese einen potenziellen Krankheitsbeginn oder –verlauf verhindern soll. Daher stellt sich immer die Frage, ob ein „Nicht-Eintreten" von Krankheit der Primärprävention geschuldet ist, oder eine Krankheit sowieso nicht entstanden wäre (Robert-Koch-Institut, Bayerisches Landesamt für Gesundheit und Lebensmittelsicherheit, 2012).

Um diesem Zusammenhang gerecht zu werden, ist eine prospektive Kohortenstudie zur Untersuchung der Fragestellung die einzig schlüssige Möglichkeit, da sich Kohortenstudien dafür eignen, „kausale Zusammenhänge aufzudecken, da die Exposition [in diesem Fall der „mindfulness-based stress reduction", TM] zeitlich vor dem Eintreten des Ereignisses liegt und der Expositionsstatus bei allen Individuen bekannt ist" (Held, 2010). Die Kostenintensivität einer Kohortenstudie könnte verringert werden durch das Ansiedeln bzw. Integrieren der Studie in die bereits existierende GEDA-Studie (Gesundheit in Deutschland aktuell) und im Falle der Umsetzung des Gesetzesentwurfs zur Förderung der Prävention durch die Krankenkassen gefördert bzw. in Auftrag gegeben werden.

Dabei wäre es möglich, eine in Deutschland geografisch gestreute repräsentative Anzahl von Probanden, die in Zukunft an dem Programm mindfulness-based stress reduction teilnehmen, in die GEDA-Studie mit einzubeziehen. Wichtig ist dabei die zumindest einmalige Teilnahme an der GEDA-Studie vor Beginn des Programms, um den Gesundheitszustand der Probanden vor der Exposition zu erfassen. Mögliche Probanden der Studie wären ausfindig zu machen durch Verbände und Veranstalter des Programms mindfulness-based stress reduction und Institutionen, wie in etwa direkte deutschstämmige Kooperationspartner des Center for Mindfulness in Medicine, Health Care, and Society des Departments Medical School der University of Massachusetts, an der das Programm entwickelt wurde. Ein weiterer Vorteil der Ansiedlung an das Studienmodell der GEDA besteht in den Parallelen der in der GEDA abgefragten Daten zu dem § 20 des Gesetzesentwurfs zur Förderung der Prävention. So werden in der GEDA-Studie laut Robert-Koch-Institut (2011) u. a. Daten erhoben wie:

- Die allgemeine Verbreitung von Krankheiten
- Folgen und Behinderung im Falle von Krankheit
- Präventionsverhalten (u. a. Ernährung und körperliche Aktivität)
- Suchtfaktoren wie Tabak- und Alkoholkonsum
- Psychische Gesundheit

- Subjektive Gesundheitseinschätzung
- uvm.

Vergleicht man allein die hier genannten Daten, die in der GEDA-Studie erhoben werden, mit dem § 20 des Gesetzesentwurfs zur Förderung der Prävention (vgl. Kapitel 2), so lässt sich vermuten, dass im Falle eines Vergleiches von Exponierten und nicht Exponierten nach mehreren Follow-ups ein direkter Zusammenhang zwischen der Kausalität der Wirkung von mindfulness-based stress reduction und dem Auftreten von Krankheiten zu erkennen sein wird.

Das Studienmodell kann somit langfristig relativ kostengünstig angelegt werden und wissenschaftlich fundierte Erkenntnisse zur Wirksamkeit von mindfulness-based stress reduction als mögliche Primärpräventionsmaßnahme im Sinne des § 20 des Gesetzesentwurfs zur Förderung der Prävention liefern.

Literatur

Altner, N. (2002):

Zwischen Sucht und Sehnsucht. Achtsamkeitsmeditation als Weg zur Raucherentwöhnung, in: Belschner, W./ Galuska, J./ Walach, H./ Zundel, E. (Hrsg.): Transpersonale Forschung im Kontext. Transpersonale Studien 5, Oldenburg: Bibliotheks- und Informationszentrum der Universität Oldenburg, S. 337-350.

Belschner, W./ Galuska, J./ Walach, H./ Zundel, E. (Hrsg.) (2002):

Transpersonale Forschung im Kontext. Transpersonale Studien 5, Oldenburg: Bibliotheks- und Informationszentrum der Universität Oldenburg.

Böhm, K./ Tesch-Römer, C./ Ziese, T. (Hrsg.) (2009):

Gesundheit und Krankheit im Alter. Beiträge zur Gesundheitsberichterstattung des Bundes, Berlin: Robert-Koch-Institut.

Brinkmann, U./ Dörre, K./ Röbenack, S./ Kraemer, K./ Speidel, F. (2006):

Prekäre Arbeit - Ursachen, Ausmaß, soziale Folgen und subjektive Verarbeitungsformen unsicherer Beschäftigungsverhältnisse, Bonn: Friedrich-Ebert-Stiftung.

Bundesministerium für Arbeit und Soziales (BMAS)(2011):

Arbeitsmedizin. Psychische Gesundheit im Betrieb – Arbeitsmedizinische Empfehlungen, Bonn: BMAS.

Bundesministerium für Gesundheit (2013):

Präventionsstrategie und Präventionsförderungsgesetz, URL: http://www.bmg.bund.de/praevention/praeventionsfoerderungsgesetz/praeventionsstrategie-und-praeventionsfoerderungsgesetz.html [Stand: 09.04.2013].

Bundesrat (2013):

Gesetzentwurf der Bundesregierung. Entwurf eines Gesetzes zur Förderung der Prävention, URL: http://dipbt.bundestag.de/dip21/brd/2013/0217-13.pdf [Stand: 09.04.2013].

Center for Mindfulness in Medicine, Health Care, and Societ (o.J. a):

Stress Reduction Program. Background, URL:
http://www.umassmed.edu/Content.aspx?id=41268 [Stand: 18.04.2013].

Center for Mindfulness in Medicine, Health Care, and Societ (o.J. b):

Stress Reduction Program. Flyer. URL:
http://www.umassmed.edu/uploadedFiles/cfm2/SRP_for_desktop_printing.pdf [Stand: 18.04.2013].

de Vibe, M./ Bjørndal, A./ Tipton, E./ Hammerstrøm ,K-T./ Kowalski, K. (2012):

Mindfulness based stress reduction (MBSR) for improving health, quality of life and social functioning in adults, Campbell Systematic Reviews, 3.

Dörre, K. (2012):

Prekäre Arbeit, in: Marktwirtschaft - frei und sozial? URL:
http://www.spiegel.de/schulspiegel/inhaltsverzeichnis-marktwirtschaft-a-451413.html [Stand: 22.04.2012].

Heidenreich & Michalak (2003):

Achtsamkeit («Mindfulness») als Therapieprinzip in Verhaltenstherapie und Verhaltensmedizin, Verhaltenstherapie, 13, S. 264-274.

Held, U. (2010):

Welche Arten von Studiendesigns gibt es und wie werden sie korrekt eingesetzt? Schweiz Med Forum, 10(41), S. 712-714.

Keller, B./ Schulz, S./ Seifert, H. (2012):
Entwicklungen und Strukturmerkmale der atypisch Beschäftigten in Deutschland bis 2010, WSI – Diskussionspapier Nr. 182, Düsseldorf: Hans-Böckler-Stiftung.

Keller, L. (2013):
Meditation & Wissenschaft 2012 – Interdisziplinärer Kongress zur Meditations- und Bewusstseinsforschung, URL: http://www.meditation-wissenschaft.org [Stand: 09.04.2013].

Khan Niazi, A./ Khan Niazi, S. (2011):
Mindfulness-based stress reduction: a non-pharmacological approach for chronic illnesses, North American Journal of Sciences, 3(1), S. 20-23.

Kristeller, J.-L./ Hallett, C.-B. (1999):
An Exploratory Study of a Meditation-based Intervention for Binge Eating Disorder, Journal of Health Psychology, 4(3), S. 357-363.

MBSR-Verband (2009):
Was ist Mindfulness-based stress reduction (MBSR)? URL: http://www.mbsr-verband.org/was-ist-mbsr.html [Stand: 23.04.2013].

Nowossadeck, E. (2012):
Demografische Alterung und stationäre Versorgung chronischer Krankheiten, Deutsches Ärzteblatt, 109(9), S. 151-157.

Robert-Koch-Institut (2006):
Gesundheit in Deutschland, 2. Auflage, Berlin: Robert-Koch-Institut.

Robert-Koch-Institut (Hrsg.) (2011):
Daten und Fakten: Ergebnisse der Studie »Gesundheit in Deutschland aktuell 2009«. Beiträge zur Gesundheitsberichterstattung des Bundes, Berlin: Robert-Koch-Institut.

Robert-Koch-Institut (2012a):
Demografische Alterung und Folgen für das Gesundheitswesen, GBE Kompakt 3(2), Berlin: Robert-Koch-Institut.

Robert-Koch-Institut (Hrsg.) (2012b):
Daten und Fakten: Ergebnisse der Studie »Gesundheit in Deutschland aktuell 2010«. Beiträge zur Gesundheitsberichterstattung des Bundes, Berlin: Robert-Koch-Institut.

Robert-Koch-Institut, Bayerisches Landesamt für Gesundheit und Lebensmittelsicherheit (Hrsg) (2012):
Evaluation komplexer Interventionsprogramme in der Prävention: Lernende Systeme, lehrreiche Systeme? Beiträge zur Gesundheitsberichterstattung des Bundes, Berlin: Robert-Koch-Institut.

Statistisches Bundesamt (2009):
Bevölkerung Deutschlands bis 2060. 12. Koordinierte Bevölkerungsvorausberechnung, URL: https://www.destatis.de/DE/Publikationen/Thematisch/Bevoelkerung/Vorausberechnu ngBevoelkerung/BevoelkerungDeutschland2060Presse5124204099004.pdf?__blob= publicationFile [Stand: 22.04.2013].